EMPLOI DE LA SAUGE

DANS LE

TRAITEMENT DES SUEURS PROFUSES

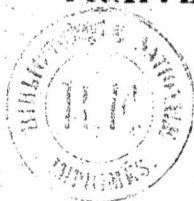

PAR

Mlle E. RIABOVA

DOCTEUR EN MÉDECINE

MONTPELLIER

TYPOGRAPHIE ET LITHOGRAPHIE CHARLES BOEHM

Éditeur du Nouveau Montpellier Médical

1897

EMPLOI DE LA SAUGE

DANS LE

TRAITEMENT DES SUEURS PROFUSES

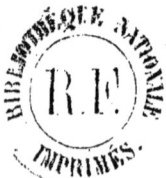

THESE

Présentée et publiquement soutenue à la Faculté de Médecine de Montpellier

Le 28 Juillet 1897

PAR

Mlle E. RIABOVA

DOCTEUR EN MÉDECINE

MONTPELLIER

TYPOGRAPHIE ET LITHOGRAPHIE CHARLES BOEHM

ÉDITEUR DU NOUVEAU MONTPELLIER MÉDICAL

10, RUE D'ALGER, 10

1897

A LA MEMOIRE DE MA MÈRE

A MON PÈRE

E. RIABOVA

A MON PRÉSIDENT DE THÈSE

Monsieur le Professeur CARRIEU

E. RIABOVA

INTRODUCTION

Nous avons eu l'occasion, vers la fin de nos études médicales, d'observer, dans le service de M. le professeur Carrieu, les bons effets que donne la sauge, employée sous forme de teinture alcoolique, contre les sueurs profuses et débilitantes qui se manifestent au cours de certaines maladies chroniques ou aiguës.

Cela nous parut être un sujet intéressant de thèse, et nous l'avons choisi pour tel, sur les conseils et les encouragements de M. le professeur Carrieu.

Dans l'historique, qui est au début de notre travail, nous avons fait une revue rapide des diverses conditions, où l'on a employé jusqu'ici la sauge comme agent thérapeutique, et nous avons cru également utile de consacrer un court chapitre à la plante elle-même, au point de vue botanique, en terminant par un paragraphe sur les différentes façons pharmaceutiques, susceptibles de mettre en œuvre les propriétés de la sauge.

Avant de passer à l'étude clinique proprement dite, nous nous sommes occupé de l'action physiologique, en nous basant sur les expériences et les travaux de Trousseau, Pidoux, Max Krahn et Mitcherlich. Nous regrettons seulement que le temps nous ait fait défaut pour nous livrer à des expériences personnelles de laboratoire qui n'auraient pas manqué de nous intéresser.

A l'aide d'observations, dont sept inédites, nous terminons notre étude par un exposé de l'action thérapeutique de la sauge, et nous présentons les conclusions qui nous ont paru ressortir naturellement de notre travail.

Nous ne nous dissimulons pas combien notre tâche est imparfaitement remplie, aussi, en présentant cotto thèoo, nouo oollioitons la bienveillance des maîtres de la Faculté.

Nous les remercions sincèrement, et en particulier nous remercions M. le professeur Carrieu, qui nous a donné de si précieux conseils pour la rédaction de notre travail et qui nous fait aujourd'hui le très grand honneur de présider la dernière épreuve de notre scolarité médicale.

EMPLOI

DE

LA SAUGE DANS LE TRAITEMENT DES SUEURS PROFUSES

HISTORIQUE

Il y a peu de plantes qui, chez le peuple, jouissent d'une aussi grande réputation que la sauge. Des proverbes populaires, en Provençal et en Langue d'Oc, disent d'elle :

Sauvi sàuvo
La sauge sauve

Qu'a de sauvi à soun jardin
A pas besoun de médecin
Qui a de la sauge dans son jardin
N'a pas besoin de médecin.

Me sàuvi
Mé sàuvi
Je me sauve
Avec de la sauge.

Pourtant la sauge est presque complètement délaissée par la médecine scientifique.

Cet oubli ne date cependant que de ce siècle, car depuis les temps les plus anciens jusqu'à la fin du siècle passé, elle fut employée en médecine comme un des médicaments les plus actifs et dans très grand nombre de maladies.

Déjà chez les anciens Grecs et Romains la sauge était un médicament très apprécié. Hippocrate s'en servait couramment ; ensuite Dioscoride Pedanius, parlant de la valeur thérapeutique de la sauge dans *Materia médica*, s'exprimait ainsi : « la décoction des feuilles et de la tige pour usage interne possède la propriété de favoriser l'excrétion urinaire, de régler la menstruation, de chasser l'embryon de l'utérus ; elle teint aussi les cheveux en noir. Elle guérit les plaies, arrête les hémorrhagies et purifie les ulcères. Mélangée au vin et employée sous forme de fomentations, la décoction de ses feuilles et de sa tige calme les démangeaisons des parties génitales.., » elle est utile « contre les maladies des reins, de la vessie, du diaphragme, contre les hémoptysies la toux, les crampes, les contusions et la menstruation interrompue. »

Il préconisait la sauge sous forme de décoction et de *vin de sauge*, qui se préparait, d'après lui, en mettant 8 onces de feuilles de sauge dans un vase et en y versant du vin. Dioscoride considérait cette plante comme diurétique et emmenagogue. *Pline*, le contemporain de Dioscoride, mentionne la sauge dans son histoire naturelle, livre xii. Son opinion ressemble beaucoup à celle de Dioscoride ; mais en plus il lui attribue la propriété de « purifier les morsures des serpents et de guérir la dysenterie, quand on l'associe au vermouth ». *Galien* en parle aussi dans son livre *sur les drogues simples*.

Cinq siècles plus tard, un médecin chrétien, *Aétius*, se montre grand partisan de la sauge dans les maladies les plus différentes.

Il a encore élargi le domaine de son action thérapeutique, en prétendant qu'elle favorise la conception chez la femme. Il la préconise aussi pour faire disparaitre les furoncles ; il avait vu les paysans appliquer les feuilles mâchées de la sauge sur les parties malades, et ce procédé lui paraissait donner beaucoup de succès. La sauge est originaire du bassin méditerranéen ; mais elle s'est vite répandue dans les autres parties de l'Europe. En Allemagne, elle fut importée par les médecins militaires qui accompagnaient les troupes romaines ; ils en avaient toujours dans leurs petites pharmacies portatives. De sorte qu'elle acquit rapidement dans ce pays la même célébrité que dans sa patrie, et, en 1812, Charlemagne lui assignait une place dans son capitulaire sur les plantes qui devaient être cultivées dans ses biens. Mais c'est surtout l'école de Salerne qui a contribué à la célébrité de la sauge et à son emploi dans les maladies les plus diverses. L'engouement qu'on avait pour la sauge s'exprime bien par le vers suivant, devenu classique :

« *Cur moriatur homo*
Cui salvia crescit in horto? »

Le poète ajoute qu'elle réconforte les nerfs, arrête le tremblement des mains, chasse la fièvre aiguë et enfin guérit la paralysie des membres. *Platearius*, docteur de l'école de Salerne donne la description de la sauge dans son *Livre de la médecine simple* et la recommande chez les hommes mordus par une bête venimeuse, ou affectés de paralysie. Au moyen âge, l'idée était commune, que la sauge donnée avec ces médicaments agissant sur le cerveau, les secondait heureusement dans leur action.

Ce n'est qu'au xvie siècle que *Paracelsus* émet une opinion contraire : « ce qu'on dit des dirigeants, écrit-il, c'est-à-dire des drogues complémentaires, qui doivent conduire le médicament à sa destination—n'a pas de fondement. On dit que la sauge, la lavande, etc, sont capables de conduire avec elles l'autre médicament de la même façon qu'un guide conduit un voyageur à travers un pays inconnu. Mais ce n'est pas un fait médical. Le médicament se conduit lui-même par la force de sa composition ».

D'autres médecins et chimistes attribuaient à la sauge d'autres qualités merveilleuses.

Agrippa, par exemple, croyait que la sauge prise par une femme enceinte est capable de maintenir le fœtus vivant dans le sein maternel.

Nicandre, l'indiquait contre la peste, et *Matthiole* la conseillait comme panacée dans l'épilepsie, étourdissement, paralysie léthargie, catarrhes des bronches, maladies des jointures, syphilis etc.

Jusqu'à la fin du XIIe siècle, on lui attribuait le pouvoir de rompre les enchantements.

Dans les livres de médecine, publiés au XVIe siècle, nous voyons toujours la sauge occuper une place d'honneur. Ces livres répètent en partie les connaissances et les opinions des anciens sur cette plante; cependant les auteurs de cette époque y ajoutent leurs idées propres.

Dans un livre paru en 1520, et intitulé «*Hortulus Sanitats, in quinque tractatus divisus*», l'auteur préconise l'emploi des feuilles de sauge séchées et réduites en poudre en application sur les plaies; tandis que l'eau de sauge, prise chaude, «remet l'intestin à sa véritable place».

Eucharius Rœsselin (1533) préconise aussi l'emploi de sauge préparée par la distillation de l'herbe dès qu'elle a commencé à fleurir. Selon lui, on doit prendre cette eau, «durant 30 jours matin et soir, pour combattre la toux et les affections du foie». Il la conseille aussi pour frictionner les membres paralysés et comme apéritif; il donne même une formule de sa préparation avec du vinaigre qu'il loue comme condiment.

L'année suivante parut à Venise l'œuvre d'un médecin italien *Mattioli*; il dit de la sauge que c'est « une plante noble, utile au médecin, au cuisinier, à la cave, aux pauvres et aux riches».Il passe encore une fois en revue toutes les maladies où elle est employée avec succès, disant que c'est une médecine «précieuse pour les phtisiques, qui toussent constamment.Elle calme le point de côté. Elle sert dans toutes les maladies froides du cerveau et des membres, dans les tremblements, les crampes, la léthargie ». — «Celui qui mange le matin 3 petites feuilles de sauge avec du sel n'a dans la journée rien à craindre ni du poison, ni du mauvais air». Mattioli résume son action en disant qu'elle «chauffe, sèche et contracte un peu». Il conseillait une préparation des feuilles de sauge dans du sucre.

Une autre préparation, très connue au xvıᵉ siècle, est l'aqua cephalica Caroli imperatoris; la sauge entrait dans sa composition avec un grand nombre d'autres plantes aromatiques. Ce liquide s'employait encore en friction sur l'abdomen des femmes enceintes, dans les cas où on s'attendait à une dystocie.

La meilleure étude sur la sauge, du xvıᵉ siècle, est celle de *Jacob Théodor Tabernaemontanus*, célèbre médecin allemand, publiée dans le «Nouveau herbier» vers la fin du siècle.

Dans les formules de préparation qu'il donne, la sauge est mélangée à d'autres plantes. Il dit de prendre 3 poignées de feuilles de sauge avec une quantité moindre (1/2 poignée) de Romarin, anis etc, et faire bouillir tout ceci dans du vin. Cette préparation s'emploie contre le tremblement des mains, en usage interne et externe. Contre les ulcérations de la luette il conseille la sauge avec un peu de semences de moutarde, bouillies dans de l'eau, et mélangées avec du miel, ce qui fait une eau de gargarisme.

L'engouement pour la sauge continuant toujours, nous voyons les auteurs de xvııᵉ et xvıııᵉ siècles, préconiser la sauge et la donner dans un nombre illimité de maladies.

Ainsi *Alibert* a conservé toutes les indications de l'ancienne thérapeutique, en y ajoutant celle des gencives fongueuses et du scorbut, pour profiter de sa propriété de déterger les plaies et de hâter la cicatrisation. Il la donnait en collutoire et en gargarisme. A l'intérieur, il la conseillait dans les dyspepsies atoniques, dans la langueur des convalescents, hypochondrie, hydropisie. Ce qui paraît étrange, c'est qu'on ait si longtemps conservé l'opinion que la sauge peut guérir les paralysies.

Il faut croire qu'il s'agissait dans ces cas de la faiblesse musculaire simple, dépendant de la faiblesse générale, suite de maladie grave. La même explication doit s'appliquer probablement à ces prétendues guérisons des paralysies de l'œsophage, mentionnées par Hulse et St Etmüller.

Avec bien plus de raison elle a été conseillée comme topique par Wedelius et Rosenstein, dans les aphtes des enfants et des femmes grosses. Ensuite, elle a été employée en litière avec d'autres labiées aromatiques pour les enfants débiles et strumeux.

Les bains de sauge ont servi dans le même cas. On a eu recours aux frictions avec son huile essentielle, pour l'infiltration séreuse des membres et les engorgements de nature rhumatismale.

Gübler la considérait comme stomachique et stimulante de la circulation et de la diaphorèse, mais en même temps il la donnait comme antilaiteuse, tandis que d'autres auteurs la recommandaient pour favoriser la sécrétion lactée.

Nous arrivons maintenant à un point qui touche plus au sujet de notre thèse, que l'aperçu historique que nous venons de faire. C'est l'opinion émise par *Gérard van Swieten*, élève de *Boorhave*, sur l'action des feuilles de sauge dans l'infusion vineuse contre les sueurs profuses. Après le célèbre médecin anglais *Sydenham*, et se fondant sur ses nombreuses observations, Gérard van Swieten préconisa les feuilles de sauge dans le traitement des sueurs profuses, mais seulement de celles qui apparaissent dans la convalescence des maladies aiguës, tandis qu'il les considérait comme contre-indiquées dans les sueurs nocturnes des phtisiques, parce qu'elles ne diminuent pas la chaleur de la peau. Ailleurs il louait la sauge, comme modérateur de la sécrétion lactée.

Cependant vers la fin du xviiie siècle le prestige, dont la sauge a joui depuis deux mille ans, tend à disparaître de plus en plus. Au commencement de ce siècle, son emploi était extrêmement modéré. De temps en temps on peut trouver des mentions de la sauge chez différents médecins, et c'est toujours pour exprimer le regret qu'elle ne soit pas plus souvent employée. En 1808, Würzer, en parlant de la sauge, dit que cette plante mériterait d'être employée bien plus souvent, qu'on n'a coutume de le faire. En 1850, un autre médecin allemand se demande dans un de ses écrits : « Pourquoi négliger cette plante si célèbre et si bienfaisante ? »

Mais ces efforts de quelques auteurs n'ont pu rendre à la sauge son ancienne renommée. Au contraire, elle tombait de plus en plus dans l'oubli. Elle n'était plus administrée que très rarement, soit en gargarismes contre les angines ou hémorrhagies gingivales, soit à l'intérieur, comme antisudorale, surtout chez les phtisiques. C'est ce dernier emploi qui a servi de sujet pour une thèse allemande, parue l'année dernière, pour plusieurs articles dans les journaux de médecine et pour notre thèse.

CHAPITRE PREMIER

Etude botanique de la sauge.

La sauge appartient à la famille des Labiées ; elle a « les fleurs hermaphrodites à calice gamosépale, irrégulier, bilabié. La corolle est bilabiée, à tube portant en dedans un anneau de poils. La lèvre antérieure est formée de 3 lobes, la postérieure de 2. L'androcée est didyname, porté sur la corolle à 2 étamines antérieures longues et 2 latérales plus courtes. L'anthère a 2 loges, dont une seule fertile. L'ovaire est libre, inséré sur un renflement réceptaculaire. Les demi-carpelles sont au nombre de 4. Le fruit est formé de 2-4 achaines noirâtres. Les fleurs sont colorées en bleu pâle, violet, rougeâtre et blanc. Les sauges sont des herbes parfois frutescentes. La tige est arrondie en bas, carrée en haut, ainsi que les branches, elle est duveteuse. Les feuilles sont opposées, pétiolées en bas, sessiles en haut, lancéolées, duveteuses. Le côté inférieur des feuilles porte de nombreuses « glandes oléagineuses ». L'inflorescence est en faux-épi de glomérules. La sauge appartient à la flore de la Méditerranée. Elle fleurit aux mois de juin et de juillet.

Les espèces sont nombreuses ; nous citerons : Salvia Sclarea (toute bonne), grande sauge ; Salvia officinalis — la petite sauge, qui est le type de genre. Sauge amère — Sauge de Bethléen — pulmonaria officinalis. Sauge de Provence — Salvia officinalis, variété tennior. Dans les livres de pharmacopée, ne sont citées que deux espèces : la Salvia officinalis, appelée autrement petite sauge, thé d'Europe, thé de Grèce, Herbe sacrée, etc., et la Salvia Sclarea, appelée grande sauge ou toute bonne.

CHAPITRE II

Analyse et préparations pharmaceutiques de la sauge.

En pharmacie, on emploie les feuilles et les sommités fleuries de la sauge. Les feuilles séchées sont caractérisées par un réseau très net et très riche de nervures, par un fin duvet gris et par une odeur pénétrante et aromatique spéciale. Leur goût est un peu amer. Ces feuilles sont cueillies avant la floraison, c'est-à-dire aux mois de mai et de juin et séchées à l'ombre.

Comme substances chimiques actives au point de vue médical, la sauge contient l'huile essentielle, le camphre et le principe amer. Les propriétés astringentes sont dues à une notable quantité d'acide gallique.

Pattison, Muir et Ligmora se sont occupés de l'étude de l'huile de sauge. Ils ont trouvé que l'huile de sauge contient un terpine ensuite du salviol ($C^{10}H^8$), du camphre et un hydrocarbure ($C^{18}H^{24}$).

L'oxydation à l'air fait augmenter la quantité de salviol et de camphre. Avec l'anhydride de l'acide phosphorique, le salviol donne naissance à des polymères de $C^{10}H^{16}$. Le camphre est optiquement inactif ; autrement il est analogue au camphre ordinaire (cité d'après Hausmann),

Les anciennes pharmacopées contenaient comme préparations de sauge : une eau de sauge obtenue par distillation avec les feuilles, qui ne contient qu'une minime quantité d'huile ; ensuite des préparations pour gargarisme, qui contenaient beaucoup d'autres her-

bes aromatiques; on connaissait encore l'eau aromatique, le reste
do l'aqua céphalica Caroli V, qui contenait du romarin, de la
lavande et autres herbes aromatiques. On employait aussi l'extrait de sauge, obtenu par une infusion répétée.

En substance pulvérisée à la dose de 4 gram. par jour, elle a
été administrée en pilules ou dans un liquide quelconque. Sa teinture alcoolique était donnée dans des juleps.

Les feuilles séchées s'employaient quelquefois en guise de tabac,
fumées dans une pipe, en tenant la bouche et le nez fermés et en
faisant une forte expiration pour refouler la fumée dans la trompe
d'Eustache.

Les seules formules qu'on trouve dans les formulaires d'aujour-
d'hui sont les suivantes : 1° infusion pour usage externe 50/1000
pour lotions, fumigations et bains ; 2° infusions à 5/1000 pour
tisanes ;

3° Gargarisme :

Feuilles de sauge	170 gram.
Teinture de cachou	8 —
Miel clarifié	30 —
	M.

Action physiologique des préparations de sauge.

Les expériences dans ce sens sont très peu nombreuses. Nous
citerons celle faite par les docteurs français Trousseau et Pidoux
sur eux-mêmes.

Nous citerons le passage où ils racontent le résultat de leur
expérience.

« L'infusion d'une demi-once de feuilles de sauge, prise froide
au mois de juillet, nous a procuré pendant plusieurs heures
d'abondantes sueurs avec bouffées de chaleur insupportables,
pouls un peu plus fréquent (six pulsations de plus qu'avant l'expé-

rience), mais surtout plus plein et plus développé, agitation, rendant le travail intellectuel difficile par excès de stimulation sanguine et le sentiment de chaleur générale, laquelle n'était pourtant pas appréciable au toucher d'une autre personne ; soif vive, sécheresse de la bouche, constipation extraordinaire ; augmentation rapide de l'appétit, un peu d'insomnie, qui nous semble devoir être attribuée à l'action de la sauge,

La propriété sudorifique est aussi attribuée à la sauge par Van Swieten et Sydenham, les mêmes auteurs qui l'ont employée pour conjurer les sueurs profuses des convalescents. C'est ce qui a fixé l'attention de Trousseau et Pidoux. Une chose qui choque dans l'histoire de la sauge, écrivent-ils, c'est que cette labiée, qui est douée de propriétés sudorifiques très actives.... soit préconisée pour modérer les sueurs immodérées et débilitantes. Il faut prendre garde, continuent les auteurs, en donnant l'explication de ce fait, que les circonstances où l'on prescrit la sauge comme sudorifique et comme propre à combattre les sueurs exagérées sont parfaitement opposées et que c'est précisément parce qu'elle produit tel effet dans telle circonstance, qu'elle produit l'effet contraire dans l'autre. »

Mitcherlich s'exprime de la façon suivante sur l'action des feuilles de sauge : « l'action tonique est faible et les symptômes d'excitation sont aussi insignifiants, cependant prédominants. Il existe une sensation de sécheresse dans la bouche après son administration, la digestion est un peu accélérée, et, avec les fortes doses, la circulation l'est aussi. Cependant, chez les gens bien portants on ne remarque ni augmentation, ni diminution d'évacuations intestinales, et les sécrétions ne sont augmentées que par de fortes doses. Nous allons citer maintenant, à propos de l'action physiologique de la sauge, l'expérience faite sur lui-même par l'auteur de la thèse allemande « Recherches sur la valeur thérapeutique de la sauge. »

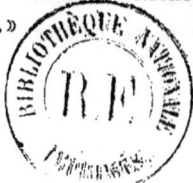

b

»La sauge, sauf quelques exceptions, était prise par nous sous forme d'extrait alcoolique des feuilles — de la teinture de sauge. Nous préparions cette teinture nous-même, en mettant une partie de feuilles de sauge dans un ballon, en versant dessus 10 parties d'alcool absolu et en laissant macérer pendant quelques jours. Nous filtrions ensuite. La teinture, qui a une belle couleur verte à la lumière réfractée et une couleur brune-verte à la lumière réfléchie, possède une odeur aromatique spéciale et un goût un peu amer, aromatique, qui n'est en aucune façon désagréable.

» Comme il s'agissait de fixer si l'administration de la sauge peut avoir quelque action secondaire désagréable, j'ai pris moi-même de la teinture pendant six semaines et en doses croissantes. Je communique les notes suivantes du mémoire, écrit là-dessus.

5. VIII. 94. J'ai commencé par prendre pendant les premiers jours 10×2 gouttes journellement de la teinture de sauge. L'expérience menée pendant une semaine a démontré que la température du corps oscillait durant ce temps entre $36,3°$ et $36,8$; la fréquence du pouls s'était maintenue entre les limites de 60 et 76 pulsations par minute ; les selles étaient régulières. A cette dose, la teinture fut prise jusqu'au

12. VIII. La température n'était sujette à aucune espèce d'oscillations : elle était en moyenne de $36,6°$; le pouls montrait la même constance ; il présentait en moyenne 74 pulsations par minute. Les selles étaient régulières. D'ici jusqu'au

19. VIII. Je prenais tous les jours 2×20 gouttes. La température était constante ; elle se maintenait en moyenne à $36,7°$. Le pouls oscillait pendant une journée entre 66 et 78 pulsations par minute. Les selles étaient absolument normales. Depuis aujourd'hui jusqu'au

2. IX. Je prends quotidiennement 2×30 gouttes. La température ne subit pas d'oscillations et se maintient en moyenne à $36,8°$. La fréquence du pouls a subi durant les derniers jours une

élévation modérée. Tandis qu'auparavant elle ne dépassait jamais 80 pulsations par minute, elle arriva le 23, pour la première fois, à 83 et depuis lors elle est restée à peu près au même niveau. Les selles étaient régulières jusqu'au

10. IX. Je prenais alors tous les jours 2×40 gouttes. La température atteignait en moyenne 36,7°. Le pouls n'était plus descendu au-dessous de 80 pulsations et présentait en moyenne 84 pulsations par minute. Les selles étaient toujours normales. Les sueurs profuses, la paresse intellectuelle, les bouffées de chaleur, la sécheresse dans la bouche et dans le gosier, phénomènes observés par Pidoux après l'usage de la sauge, ne s'étaient jamais montrés après l'emploi des gouttes. Le seul phénomène que je pus constater chez moi après l'usage de la teinture de sauge, fut l'élévation de la fréquence des pulsations, modérée et insignifiante durant les dernières semaines. Ce n'est qu'après nous être convaincus que la teinture de sauge, au moins dans les doses indiquées plus haut, ne peut avoir aucune conséquence désagréable, que nous avons commencé de l'administrer à nos malades souffrant de sueurs profuses.

Plus tard, j'ai entrepris une épreuve d'auto-expérience d'après Pidoux, en prenant pareillement une infusion froide de 13 gr. de feuilles de sauge. Le pouls, examiné à plusieurs reprises immédiatement avant le commencement de cette expérience, indiquait 92 pulsations par minute. Les selles étaient les jours précédents très régulières et avaient une consistance normale.

La fréquence du pouls, qui, immédiatement après l'absorption de l'infusion, montait encore à 92 pulsations, descendit, au bout de 20 minutes, à 86 par minute. Durant les 5 premières heures, la fréquence du pouls n'a pas dépassé 92 pulsations. A peu près 2 heures après l'absorption de l'infusion, il s'établit une sensation de sécheresse dans la bouche et dans le gosier, mais elle disparut complètement au bout d'une heure.

Les jours qui suivirent, les selles restèrent complètement régulières et de consistance normale.

Les sueurs profuses, les bouffées de chaleur et la paresse intellectuelle ne furent pas observées. Les jours suivants, la même expérience fut répétée encore plusieurs fois, mais toujours avec le même résultat.

CHAPITRE III

Emploi thérapeutique de la sauge.

Depuis la fin du siècle passé, la sauge n'est presque plus employée par les médecins. Chez le peuple, on se sert encore aujourd'hui des feuilles de sauge pour le traitement des maladies les plus diverses. On la prend, à l'intérieur, contre la toux rebelle ; on l'emploie en application externe pour modérer la douleur produite par la piqûre des abeilles, etc., etc.

Mais les observations vraiment médicales de l'action thérapeutique de la sauge sont très rares. Trousseau et Pidoux, cependant, employaient la sauge dans beaucoup de maladies ; ils la préconisaient surtout dans la forme muqueuse de la fièvre typhoïde, caractérisée par un état de langueur et d'éréthisme, où l'on pouvait tirer parti de ses propriétés excitantes. Trousseau insista beaucoup sur les propriétés astringentes et cicatrisantes de la sauge ; il avait vu plusieurs fois des ulcères atoniques des jambes, des ulcères scrofuleux des joues se fermer à la suite d'applications de compresses imbibées de vin cuit avec de la sauge et du miel et même d'une simple décoction de sauge. — Il dit qu'il suffit de toucher les aphtes des enfants et des femmes grosses avec un pinceau trempé dans une décoction vineuse de sauge, pour les voir disparaître.

Il est permis de croire que c'est à l'acide gallique qu'elle contient, que la sauge doit ses nombreux succès dans l'usage externe. L'action excitante de cet acide fait employer la sauge sous forme de gargarisme, contre les hémorrhagies et les ulcérations gingivales et les gencives scorbutiques. Schneider a préconisé dans ces cas l'emploi de l'huile de sauge seule, mélangée avec du sucre, et formant ainsi une sorte de poudre dentifrice. — Les gargarismes de feuille de sauge infusées donnent de bons résultats pour retarder l'apparition du ptyalisme dans le traitement mercuriel.

Nous mentionnerons encore une fois un mode d'emploi de la sauge, sur lequel Trousseau insiste beaucoup ; on l'associe avec d'autres plantes aromatiques, sous forme de bains locaux et généraux, sous celle de sachets, appliqués sur la peau, ou encore de litières destinées au lit de certains malades (enfants débiles et strumeux). Trousseau et Pidoux ont aussi recommandé les feuilles de sauge dans le traitement des sueurs nocturnes profuses, et c'est cette action thérapeutique de la sauge, que nous nous sommes efforcé d'étudier.

C'est dans le même but que Sydenham préconisait l'infusion des feuilles de la sauge. Suivant son exemple, Gérard Van Swieten, lui aussi, s'en servait chez les malades, avec cette seule modification, qu'il les donnait en infusion vineuse. En même temps ce grand praticien employait aussi la sauge dans les galactorrhées persistantes après le sevrage et amenant souvent la fièvre hectique et le marasme.

Tandis que Sydenham et, après lui, Van Swieten ne se servaient de la sauge, que pour combattre les sueurs profuses des convalescents des fièvres aiguës, Schneider a essayé de l'employer aussi contre les sueurs nocturnes des phtisiques. Il donnait dans ce but l'huile essentielle de sauge.

Ensuite Reil, dans son livre intitulé « *Matière médicale* », raconte que la sauge lui a donné de beaux succès dans le traitement des sueurs nocturnes, surtout celles des phtisiques ; seulement il conseille de les surveiller attentivement, car, selon son avis, la sauge serait capable de favoriser chez eux les hémoptysies.

Quant aux incidents secondaires que peut provoquer l'emploi de la sauge, on peut supposer que les feuilles de sauge très fraiches et contenant beaucoup d'huile essentielle sont capables de produire des sueurs abondantes pendant plusieurs heures, une sensation de sécheresse et d'amertume dans la bouche, un certain degré de constipation et une augmentation des pulsations cardiaques. La contraction tonique des paupières, accompagnée d'une légère inflammation oculaire avec écoulement, qui a été décrite par un auteur, n'a jamais été mentionnée dans d'autres observations ; il est à croire, par conséquent, que ces phénomènes étaient dus à d'autres causes.

Du reste, en lisant les nombreuses observations insérées ci-dessous et concernant l'emploi de la sauge dans le traitement des sueurs profuses, on pourra se convaincre de l'innocuité presque absolue de son usage, même prolongé et à grandes doses.

Nous avons les observations de deux groupes de malades, traités pour des sueurs anormales par l'emploi des préparations de la sauge. Dans l'un rentrent les malades souffrant d'affections chroniques, telles que le rhumatisme, la myélite chronique, la leucémie, le saturnisme chronique, la polyarthrite chronique déformante, l'insuffisance aortique et principalement la tuberculose pulmonaire. Le second groupe comprend les malades en convalescence, d'une maladie aiguë, notamment la fièvre typhoïde.

Nos observations ont trois origines : celles prises par nous dans le service de M. le professeur Carrieu, celles empruntées à la thèse de Max Krahn, et enfin celles relevées par MM. les docteurs Meurisse et Dassonville.

La préparation et le mode d'administration de la sauge ne furent pas les mêmes dans tous ces cas. Dans le service de Mr Carrieu et dans celui de M. Combemale, à l'hôpital de la Charité, on s'est servi exclusivement de la teinture alcoolique de sauge. Comme les pharmacopées actuelles classiques ne contiennent pas de formule, on a dû en établir une dans la pharmacie de l'hôpital de la façon suivante :

Sauge. Feuilles et sommités fleuries........ 100 gram.
Alcool à 60°.......................... .... 500 —

La dose moyenne est de 30 gouttes, dose pouvant s'élever jusqu'à 50, quand l'action tarde à se manifester. Ces 30 gouttes sont données dans un sirop ou un julep quelconque. Certains malades prenaient leur potion une heure avant le sommeil, d'autres la prenaient en plusieurs fois pendant la journée et l'achevaient le soir et la nuit. La valeur thérapeutique du premier mode d'administration nous paraît plus grande.

Quand à Max Krahn, il employait non seulement la teinture de sauge, mais aussi l'infusion des feuilles de sauge. La teinture était donnée à une dose, qui ne dépassait jamais 3 gram. par jour ; le malade l'absorbait en 2 fois ; il prenait 20 gouttes tous les matins, et tous les soirs de 20 à 40 gouttes suivant l'intensité des sueurs. Si les sueurs étaient d'égale intensité le jour et la nuit, les malades prenaient 3 fois 20 gouttes durant les 24 heures. Les gouttes du soir étaient données le plus tard possible avant le sommeil, surtout chez ceux qui suaient principalement dans la seconde moitié de la nuit. Chez certains malades, Krahn dit avoir réussi avec des doses encore moindres. L'infusion des feuilles de sauge fut surtout donnée aux malades venant à la consultation et administrée de la façon suivante :

On mettait une 1/2 cuillerée à soupe pour un 1/2 litre d'ean et on faisait infuser. Les malades prenaient ensuite le matin et le soir une tasse de cette infusion ; on leur donnait quelquefois une troisième tasse au milieu de la journée.

Nous commencerons par les observations sur l'emploi de la sauge chez les malades tuberculeux et chez ceux souffrant d'autres maladies chroniques, et ensuite nous placerons les observations sur son emploi chez les convalescents des fièvres aiguës.

OBSERVATIONS

Première Observation.
(In thèse de Max Krahn).

Clara Z..., 22 ans.

Diagnostic : Tuberculose pulmonaire.

La malade, traitée aux consultations, se plaignait surtout de sueurs nocturnes profuses. On lui ordonne depuis le

2 février, du thé de sauge (1/2 cuillerée de feuilles de sauge dans 1/2 litre d'eau), une tasse le matin et une tasse le soir.

9. Déjà, dans la première nuit après l'absorption du thé de sauge, les sueurs profuses ont disparu et ne sont plus revenues.

18. La malade ne sue plus ; le thé de sauge est supprimé aujourd'hui.

Trois semaines plus tard, la malade ne suait toujours pas. L'usage du thé de sauge ne lui a procuré aucune sensation désagréable ou pénible.

Observation II (Inédite).
(prise dans le service de M. Carrieu. — Salle Bichat, 26)

Tuberculose pulmonaire.

R... Marie, journalière, 19 ans. Entre à l'hôpital le 17 avril.

L'état de la malade est très faible, grand essoufflement. Gargouillements à gauche et en avant, souffle amphorique ; phénomènes cavitaires des deux côtés.

L'état s'aggrave peu à peu, vers le 12 mi, on note de la congestion à gauche, autour de la cavité. La diarrhée apparait.

Le 7 juin, la toux devient plus fréquente, les sueurs nocturnes se montrent, très fortes, nécessitant un changement de linge toutes les nuits.

On observe de la matité au sommet gauche : on voit battre l'oreillette gauche, dédoublement des deux bruits. L'appétit est perdu. La température monte à 59°,9. On prescrit de l'antipyrine, à la dose de $1^{gr},50$ en 3 cachets, par jour.

9. La malade sue toujours, durant toute la nuit. Elle est littéralement baignée de sueurs.

On lui prescrit 40 gouttes de teinture de sauge dans 30 gram. de sirop de tolu.

10. On observe déjà une grande amélioration.

11. La malade n'a que très peu sué et dit se sentir bien plus forte.

14. La malade ne sue plus du tout.

16. On lui supprime sa teinture de sauge, les sueurs ayant complètement disparu.

Le 15 juillet, la malade se trouve encore à l'hôpital à cause de sa tuberculose pulmonaire ; les sueurs ont disparu complètement et définitivement. La malade dit n'avoir éprouvé aucun trouble fonctionnel, ni aucun malaise pendant l'emploi du médicament.

Observation III.

(In thèse de Max Krahn).

Paul H..., 36 ans.

Diagnostic : Tuberculose du lobe supérieur droit.

La nuit, le patient est tourmenté de fortes sueurs. Il reçoit depuis le

12 février, XX gouttes le matin et XXX gouttes le soir de la teinture de sauge.

16. Durant les trois premières nuits, les sueurs sont plus fortes que jamais. Mais, dans la dernière nuit, elles sont beaucoup moins fortes.

Ensuite les sueurs diminuent toujours, et cela d'une façon si manifeste que le malade n'en est plus incommodé. Pendant plusieurs nuits, il n'y en avait pas du tout. Cet état a duré jusqu'au

3 mars. Depuis ce jour et jusqu'au 19, où le malade est sorti, les sueurs n'ont plus reparu.

Observation IV.

(In thèse de Max Krahn).

Julius R..., 51 ans.

Diagnostic : Tuberculose commençante du côté droit.

La nuit, il existe de fortes sueurs. On lui donne depuis le

19 septembre, XX gouttes le matin et XXX gouttes le soir de la teinture de sauge.

20. La nuit passée, l'excrétion sudorale a été bien plus faible que précédemment.

22. Pendant les deux dernières nuits, le malade était toujours un peu moite, et ce n'est que dans la nuit du

23, que les sueurs ne sont plus revenues malgré la suppression de la sauge.

15 décembre. Le malade est sorti de l'hôpital. Il est resté exempt de sueurs, excepté deux nuits, où il a sué, mais pas beaucoup et dans des intervalles de temps très courts.

Le malade n'avait pas de fièvre. Pendant deux ou trois jours la température avait un peu monté, mais ce n'était pas en relation avec l'usage de la sauge. Aucun des phénomènes, à elle attribués, ne fut observé.

Observation V.

(In Thèse de Max Krahn).

Bernard R..., 27 ans.

Diagnostic : Tuberculose des deux poumons. Hémoptysie. De fortes sueurs nocturnes, contre lesquelles on donne depuis :

7 septembre. XX gouttes de la teinture alcoolique de sauge le matin et XXX le soir.

8. Les sueurs n'ont pas paru cette nuit.

11. Comme après quatre jours d'usage de la teinture les sueurs ont disparu, on cesse son administration, et déjà le 12 les sueurs sont revenues en partie.

13. Comme les sueurs ont réapparu dans leur ancienne intensité, la teinture de sauge est administrée dans la même dose.

14. Quand le malade a reçu ses gouttes hier soir, il était couvert de sueurs. Mais, après avoir pris la teinture, s'étant réveillé la nuit, il s'est trouvé complètement sec de tout le corps. Aussi le matin toute trace de sudation nocturne manquait.

15. Le malade, qui n'a déjà pas sué la nuit précédente, sort aujourd'hui. Il n'a pas eu de fièvre pendant l'emploi de la sauge, la fréquence du pouls n'a pas augmenté.

Les selles ont été tout à fait régulières.

Il ne s'est jamais plaint de sécheresse dans la gorge.

Observation VI (Inédite)

(Prise dans le service de M. Carrieu, salle Bichat, n° 23).

Tuberculose pulmonaire.

A... Louise, 36 ans, lingère, entre à l'hôpital le 15 mai 1897. Depuis deux ou trois mois, elle se sent fatiguée et tousse beaucoup.

Comme antécédents héréditaires, nous ne notons rien de bien particulier. Le père est mort deux ans auparavant, sans que nous en sachions la cause.

La mère a été emportée par une fièvre muqueuse, lorsque notre malade n'avait encore que 4 ans.

Comme antécédents personnels, variole à 5 mois.

A nos premières visites, la malade tousse moins, paraît-il, que les jours précédents.

Son état de faiblesse ne lui permet pas de travailler ; elle est très énervée.

Les crachats sont blancs, mais cinq semaines auparavant il y a eu une hémoptysie : depuis, la malade ne souffre pas dans le côté.

Nous observons un bruit skodique au sommet droit ; un souffle expirateur, de gros râles et obscurité à la base.

A gauche et au sommet, respiration soufflante et expiration un peu prolongée.

On entend quelques craquements humides dans l'expiration et des râles fins. A la base, matité et frottement. La température vespérale est continuellement à 38°. Depuis dix jours, la malade est baignée de sueurs dès qu'elle s'endort ; elle est obligée de changer de linge deux fois toutes les nuits.

25 juin. On donne XXX gouttes de teinture de sauge dans 90 gram. de julep. On continue le même traitement les 26, 27, 28 et 29.

30. La malade sue encore beaucoup, quoique un peu moins qu'auparavant.

3 juillet. Même état général. La malade sue toujours beaucoup, quoique un peu moins qu'avant l'usage de la sauge.

6. On porte la teinture de sauge à L gouttes par jour, car la dose de XXX gouttes paraît ne pas être suffisante.

10. La malade sue beaucoup moins, et surtout elle dit ne plus ressentir la grande faiblesse au réveil, qu'elle accusait auparavant.

15. On continue les L gouttes tous les jours. La malade se sent beaucoup mieux et ne sue que très modérément.

18. Les sueurs sont très faibles et la malade se trouve beaucoup mieux.

Cependant elles ne disparaissent pas complètement. Malgré l'emploi si prolongé du médicament, à doses assez élevées, la malade n'a jamais éprouvé aucun malaise ni aucun trouble de l'organisme.

Observation VII.

D'après MM. les Drs Meurisse et Dassonville.

H... F..., 25 ans, apprêteur, entre le 16 février au n° 3 de la salle Sainte-Catherine. Malade tous les hivers, il est incapable de travailler.

Cette année, il tousse plus que d'habitude ; depuis le mois de novembre, ses forces ont diminué, il maigrit beaucoup. N'a jamais craché de sang ; pas d'appétit.

Examen du poumon : A droite, en arrière, matité, souffle, craquements à la partie supérieure, râles sibilants à la base.

En avant : matité, exagération des vibrations, souffle et craquements. — Bronchophonie et pectoriloquie aphone. — A gauche : respiration rude, râles sibilants.

Sueurs nocturnes abondantes, commençant vers 8 à 9 heures du soir, siégeant sur les cuisses, la face, le cou et respectant le thorax.

10 mars. XXX gouttes de teinture. Le malade transpire un peu moins et dort mieux.

11. XXX gouttes. Grande amélioration.

12. XXX gouttes. La transpiration a presque complètement cessé.

13. XXX gouttes. Les sueurs ont augmenté. On change la dose, et, le 14, on donne L gouttes.

16. Le malade n'a plus de sueurs nocturnes; il accuse une certaine moiteur de le peau à son réveil.

27. Les sueurs n'ont pas reparu, l'état général du malade est bien meilleur.

Observation VIII.

D'après MM. les Dʳˢ MEURISSE et DASSONVILLE.

D..., Rosalie, 29 ans, fileuse, entre le 9 mars au n° 7 de la salle Sainte-Clotilde. Elle tousse depuis longtemps. Hérédité tuberculeuse probable. Hémoptysies fréquentes depuis quelques années. Amaigrissement considérable. Appétit diminué. Poumon gauche : submatité au sommet ; Respiration soufflante et craquements fins au tiers supérieur. Poumon droit : craquements humides et râles sous-crépitants au sommet.

Expectoration purulente abondante. Au cœur, le premier temps légèrement soufflé. Elle se plaint de sueurs considérables, qui la trempent chaque nuit dès 9 heures du soir. Le matin et même après le premier repas, vers 11 heures, elle transpire encore.

On donne :

10 mars. XXX gouttes, aucune amélioration.

11. XXX gouttes, amélioration très sensible, elle transpire encore vers la fin de la nuit.

12. XXX gouttes, plus de sueurs nocturnes.

13. XXX gouttes, la transpiration a cessé, mais la malade, qui avait déjà un peu de diarrhée, va jusqu'à vingt fois à la garde-robe en douze heures.

14. On supprime la sauge à cause de la diarrhée, que l'on traite par la tannalbine.

15. La diarrhée persiste ; les sueurs n'augmentent pas.

16. La diarrhée n'est pas encore arrêtée. Etat stationnaire des sueurs.

17. La diarrhée persiste encore ; les sueurs augmentent un peu. La tannalbine ne parvenant pas à arrêter la diarrhée, on administre le dermatol, qui réussit immédiatement ; mais les sueurs reparaissent la nuit suivante. Il semble ici qu'il y a corrélation entre les sueurs et la diarrhée, Aussi longtemps qu'a duré l'une, les autres n'ont pas reparu.Une fois la diarrhée arrêtée, les sueurs reparaissent.On peut supposer que c'est un phénomène de compensation, si fréquent chez les phtisiques.

Observation IX.

(In Thèse de Max Krahn).

Auguste Qu..., 45 ans.

Diagnostic : Tuberculose pulmonaire.

Fortes sueurs nocturnes. On lui donne depuis le 20 février XX gouttes le matin et XX gouttes le soir de la teinture de sauge.

Les sueurs ont immédiatement beaucoup diminué, cependant il était impossible jusqu'au :

1er mars, jour de sa sortie, de faire disparaître complètement ces sueurs anormales. Le malade n'avait pas de fièvre.

Observation X.

(In Thèse de Max Krahn).

Wilhelmine L..., 27 ans.

Diagnostic : Tuberculose pulmonaire et laryngée. Elle a de fortes sueurs nocturnes. On lui donne, depuis le :

18 août 1894, de la teinture de sauge, XX gouttes le matin et XX gouttes le soir.

Les sueurs n'ont plus apparu cette nuit.

25. Les sueurs n'apparaissent plus. Mais la malade se plaint

d'une sensation de sécheresse dans la bouche et dans le gosier; nous croyons que cette sensation existait auparavant et qu'elle doit être attribuée à la tuberculose laryngée.

28. La malade, qui est toujours restée exempte de sueurs, sort aujourd'hui. Durant le temps de l'observation, la fièvre ne montait pas plus haut qu'elle n'était avant l'administration de la sauge, c'est-à-dire 38°,8 et la fréquence du pouls restait la même. Ses fonctions digestives n'ont pas été influencées non plus.

Observation XI.

(*In* thèse Max Krahn).

Heinrich B., 26 ans.

Diagnostic. — Tuberculose pulmonaire assez étendue, le malade se plaint de fortes sueurs, apparaissant la nuit. On lui prescrit depuis le :

18 août. XX gouttes de teinture de sauge matin et soir.

20. Comme le malade sue toujours, quoique un peu moins, on lui augmente sa dose du soir jusqu'à XXX gouttes.

22. La dernière nuit, le malade n'a plus sué.

28. Hier soir, le malade, qui ne suait plus pendant les dernières nuits, a recommencé de suer, et vers 9 h. 1/2 il était couvert de sueur. Il prit sa teinture à ce moment, et au bout d'une heure ses sueurs ont disparu. Ce matin il ne sue pas non plus.

31. Le malade sort aujourd'hui. Il n'a plus sué du tout. Ni fièvre, ni accélération du pouls n'ont été observées. Les selles ont toujours été régulières. Il ne s'est jamais plaint de sécheresse dans la gorge.

c

Observation XII.

D'après MM. les docteurs Meurisse et Dassonville.

Joseph Q., 49 ans, menuisier, entre au n° 4 de la salle Sainte-Catherine, se plaint d'un point de côté très douloureux. Dyspnée, fièvre tous les soirs.

Examen du poumon. — Matité à la base droite. Abolition des vibrations thoraciques, absence de murmure vésiculaire, égophonie et pectoriloquie aphone. Aux sommets, quelques craquements. A gauche, respiration rude et soufflante. En résumé, le diagnostic se pose de pleurésie tuberculeuse.

Le malade se plaint de sueurs abondantes, qui le réveillent au milieu de la nuit ; le matin, il en est absolument baigné. Elles débutent vers 9 h. du soir par les membres inférieurs et s'étendent rapidement au thorax et à la tête.

On administre :

Le 10 mars, XXX gouttes. Aucune amélioration.

11. — — Légère amélioration.

12. — — Les sueurs ont augmenté et le malade déclare n'avoir jamais aussi mal dormi

13. L gouttes. La transpiration cesse presque complètement.

14. L gouttes. Cessation complète de la sudation.

15. On supprime la teinture de sauge. L'amélioration persiste.

Les sueurs ont disparu presque complètement, mais le malade expectore beaucoup plus.

15. L gouttes. Même état que la veille.

16. L gouttes. L'amélioration continue, mais l'expectoration angmente.

17. L gouttes. Les sueurs ont totalement cessé.

On suspend la sauge. Aujourd'hui, le 27 mars, elles n'ont pas encore reparu. L'expectoration est toujours très abondante. L'état général du malade n'a pas changé.

Observation XIII (inédite).

(Prise dans le service de M. le prof. Carrieu,) salle Combal, n°4.

R. Etienne, 45, entré le 6 juin.

Diagnostic. — Broncho-pleuro-pneumonie tuberculeuse.

On trouve en avant une cavité irrégulière et anfractueuse au sommet gauche. La respiration est soufflante, expiration prolongée à timbre cavitaire; râles sous-crépitants à grosses bulles. Le malade se plaint d'être envahi par les sueurs intenses, qui l'empêchent de dormir.

7 juin. On lui prescrit XL gouttes de teinture de sauge dans 50 gram. de sirop de tolu.

8, Les sueurs persistent avec la même intensité. On continue la sauge.

10. Le malade sue comme auparavant.

12. Le malade, prenant toujours la potion à la teinture de sauge, ne sue plus depuis deux nuits.

13. Le malade ne sue plus du tout.

17. On supprime la teinture, le malade ne sue plus depuis 5 jours.

29. Le malade a bien maigri, il dépérit sans fièvre. Il ne sue plus du tout.

12 juillet. Le malade n'a plus sué depuis l'emploi de la sauge.

17. Le malade a commencé à suer un peu, il faudrait lui redonner de la teinture de sauge.

Observation XIV.
(In thèse de Krahn.)

Carl N., 32 ans.

Diagnostic. — Insuffisance aortique.

Les sueurs profuses persistent de jour et de nuit. On prescrit au malade depuis le :

6 avril, de la teinture de sauge 3 × 20 gouttes tous les jours.

7. Les sueurs sont absentes pendant la journée, mais la nuit la sudation est la même qu'auparavant.

10. Dans les deux nuits précédentes, le malade était encore un peu moite, mais cette nuit-ci, il n'a plus sué du tout. Il reçoit toujours sa teinture de sauge jusqu'au 28, jour de sa sortie. Pendant tout ce temps les sueurs ne s'étaient plus montrées.

Il n'a éprouvé aucune sensation pénible ou désagréable pendant l'usage de la teinture.

Observation XV.

(In thèse de Kranh).

M. W., âgée de 27 ans.

Diagnostic. — Polyarthrite chronique déformante.

19 décembre. Depuis un certain temps, la malade est couverte de sueurs, de jour comme de nuit. On lui donne de la teinture de sauge 3 fois par jour, XX gouttes chaque fois.

23. Les sueurs, qui avaient beaucoup diminué d'intensité durant les derniers jours, ont complètement disparu.

3 janvier 1895. La malade ne suait plus jusqu'à hier, quand elle a de nouveau sué pour la première fois.

7. Durant les derniers jours, la malade souffre de nouveau de ses sueurs anormales. La dose de la teinture est diminuée jusqu'à trois fois par jour, X gouttes.

10. Maintenant les sueurs diminuent de nouveau, et aujourd'hui ne se sont plus montrées. La teinture est donnée encore dans la même dose jusqu'au

22. Les sueurs ont complètement disparu et ne revinrent plus après la suppression du médicament. La malade n'avait ni fièvre ni aucun malaise par suite de l'emploi de la sauge.

Observation XVI.

(In thèse de Krahn).

Julius R, 43 ans. Saturnisme chronique.

25 Novembre. Depuis quelques jours, le malade se plaint de fortes sueurs nocturnes. On lui prescrit de la teinture de sauge, XX gouttes le matin et XL gouttes le soir.

27. Déjà la première nuit les sueurs étaient bien affaiblies; la dernière nuit, elles ne se sont pas montrées du tout. Ensuite elles ne revenaient plus jusqu'au

31, jour de sa sortie de l'hôpital. Le malade n'avait point de fièvre, ni aucun phénomène de nature quelconque pouvant être attribué à l'action de la sauge.

Observation XVII

(In thèse de Max Krahn).

Diagnostic. — Leucémie. Mme L. Blanc, 31 ans.

La malade souffre de sueurs profuses, se montrant principalement la nuit. Pour les combattre on lui donne depuis le

26 octobre, XX gouttes le matin et XL le soir.

28. La première nuit déjà, les sueurs avaient beaucoup diminué; la nuit passée la malade n'a plus sué du tout et jusqu'au

1er décembre elle est restée exempte de sueurs. La fréquence du pouls n'a pas monté. Les selles étaient régulières. La malade ne s'est pas plainte de sécheresse dans la bouche, ni dans le gosier.

Observation XVIII
(in thèse de Krahn).

Hulda Rn, 30 ans.

Diagnostic. — Myelitis chronica.

Il existe une fièvre rémittente assez forte. Depuis le 20 septembre se sont établies chez la malade des sueurs profuses, venant vers la soirée. La malade reçoit aussitôt XL gouttes de teinture de sauge, vers les 6 h. 1/4 du soir. Une heure plus tard, les sueurs étaient déjà beaucoup moins fortes, et, quand je visitais la malade vers 8 h. 1|2, elle était complètement exempte de sueurs. La nuit suivante, ses sueurs n'ont plus reparu.

24. Les jours suivants, la malade a de nouveau sué vers le soir, mais les sueurs disparaissaient 2 à 2 h. 1|2 plus tard, la sauge étant absorbée aussitôt après leur apparition. Plus tard, elles finirent par ne plus apparaître. Aucun trouble ne fut observé par suite de l'emploi du médicament.

Observation XIX
(in thèse de Max Krahn).

Joachin Sch. 40 ans.

Diagnostic. — Leucémie.

De jour comme de nuit, le madade, qui a une assez forte fièvre, est baigné de sueurs. Pour les combattre on lui donne, depuis le 29 juin, 3 fois par jour XX gouttes de teinture de sauge.

3 juillet. Les sueurs ne sont jusqu'à présent en aucune façon influencées par la teinture de sauge.

10. Durant cette semaine, la teinture de sauge n'a en aucune façon diminué la sudation du malade. Au contraire, les sueurs ont augmenté; il semblerait que c'est sous l'influence de la teinture.

On suspend le traitement. Les sueurs persistent jusqu'à la sortie du malade le

13. On n'observe aucun malaise ni trouble, résultant de l'emploi de la sauge.

Observation XX.

(In thèse de Max Krahn).

Marie P..., 28 ans.

La malade se trouve en convalescence d'une fièvre typhoïde de moyenne intensité.

Depuis 6 jours elle n'a plus de fièvre.

13 septembre. Depuis hier se sont établies chez la malade de fortes sueurs, apparaissant vers le soir. Aussitôt après leur apparition, la malade reçoit XXX gouttes de teinture de sauge.

Elle en reçoit autant le soir vers les 8 h.

Quand je vins la voir, vers les 10 h., elle était complètement sèche sur tout le corps et n'a pas sué ensuite de toute la nuit.

27. Les jours précédents les sueurs s'établissaient de nouveau vers le soir et disparaissaient deux heures environ après l'administration de la teinture. Plus tard, elles finirent par ne plus apparaître du tout. Il ne se produisit aucun trouble, ni malaise pendant l'usage de la teinture.

Observation XXI (Inédite).

(Prise dans le service de M. le professeur CARRIEU,
Salle Bichat, n° 8).

P... Marie, 22 ans, femme de chambre. Entrée à l'hôpital le 1er juin.

Diagnostic : Dothiénentérie.

Antécédents personnels. — A eu un enfant, il y a 10 mois, qu'elle n'a pas nourri.

Début. — Mal de tête, coliques, vomissements, diarrhée.

Le 2 juin, la diarrhée s'est arrêtée, la langue est sale. On trouve une submatité à la base droite, qui est douloureuse, la respiration est rude et l'expiration prolongée au sommet droit ; frottements à la base droite.

La temp. = 38°,7.

2. Elle sue beaucoup depuis le début de la maladie. On lui prescrit XL gouttes de teinture de sauge dans 30 gram. de sirop de Tolu.

3. On continue la teinture de sauge.

L'examen des crachats a prouvé la présence des pneumocoques.

4. On continue la sauge. La malade sue encore.

5. La malade sue beaucoup moins.

Temp. = 57°,9.

7. La malade ne sue plus, mais a une diarrhée intense.

8. La diarrhée continuant, on suspend toute médication pour 24 heures.

9. La diarrhée persiste et surtout les troubles de l'appareil respiratoire s'aggravent ; cependant on continue la teinture de sauge, reprise le 9 juin.

10. Temp. = 58,6. La malade ne sue plus du tout.

11. La malade ne sue plus du tout depuis quelques jours. On suspend la teinture de sauge.

15. L'état de la malade s'est très aggravé, mais les sueurs ne sont plus revenues.

19. L'état de la malade s'aggrave toujours, sous l'influence de l'affection de l'appareil respiratoire, mais elle ne sue plus du tout.

La malade, décédée le 21, n'a plus sué du tout jusqu'à sa fin.

Observation XXII (Inédite).

(prise dans le service de M. le professeur Carrieu,
Salle Tisson, n° 29).

Castany, 22 ans, 2ᵉ génie. Entré le 16 juin.

Diagnostic : Dothiénentérie.

La maladie a commencé par un mal de gorge depuis dix jours; épistaxis, anorexie, constipation. Actuellement présente de la céphalalgie, une langue sèche, rouge à la pointe et sur les bords, ventre tendu, tousse un peu ; en arrière on entend de petits râles muqueux. Temp. $= 39°,7$.

21. La température descend à $37°,4$ ce matin ; le malade se plaint de sueurs profuses.

22. Le malade suant toujours beaucoup pendant la nuit, on lui donne XL gouttes de teinture de sauge avec 90 gram. de julep et 40 gram. d'extrait mou de quinquina, à prendre vers 7 h. du soir.

23. Le malade a sué déjà beaucoup moins cette nuit.

24. Il a sué de nouveau.

26. Il ne sue plus du tout.

28. Les sueurs ont cessé complètement. On supprime la sauge. Le malade ne s'est jamais plaint d'éprouver aucun malaise ni trouble durant l'emploi de la sauge.

Observation XXIII (Inédite).

(Prise dans le service de M. le professeur Carrieu,
Salle Combal n° 14).

Etienne G..., 25 ans, menuisier.

Diagnostic : Dothiénentérie.

5 juin. La maladie a débuté par frisson, perte d'appétit, épistaxis, mal de tête, sifflement dans les oreilles. Langue sèche,

rouge à la pointe ; diarrhée ; douleur dans la fosse iliaque droite ; beaucoup de taches rosées. Temp. 59°,4. Le pouls est petit, filiforme à 110. Du côté de l'appareil respiratoire il y a submatité à droite. Premier bruit cardiaque faible ; deuxième bruit aussi un peu faible.

9. Langue meilleure. Douleur persistante dans la fosse iliaque droite.

16. La température commence à tomber, elle est à 38°,5 le soir, et 36°,7 le matin. Il sue beaucoup.

18. La température baisse toujours, le malade sue nuit et jour. On lui prescrit XXX gouttes de teinture dans un julep.

20. A sué moins cette nuit, mais a encore le corps moite le matin.

22. Il dit suer moins, mais on le trouve toujours moite le matin. On continue la sauge.

24. Il ne sue plus la nuit, mais le matin, à la visite, on lui trouve le corps un peu moite.

28. On supprime la teinture de sauge, le malade ne suant plus du tout ni de nuit, ni de jour.

Depuis lors, les sueurs ne sont jamais revenues.

Observation XXIV (Inédite).

(Prise dans le service de M. le professeur Carrieu,
Salle Bichat, n° 13).

Marie P..., 20 ans, domestique, entre à l'hôpital, le 13 juin 1897.

Diagnostic : Dothiénentérie :

La maladie a commencé par une grande courbature, le bruit dans les oreilles, une diarrhée persistante et un abattement très grand.

La température avait attteint 40°, les taches rosées étaient très nombreuses, le ventre ballonné, mais la fosse iliaque droite non douloureuse. Il y a quelque tendance à l'embryocardie ; du côté de l'appareil respiratoire on trouve des râles disséminés un peu partout. Depuis le 18, la courbe descend régulièrement, le cœur est plus fort.

23. La température est de 38° et quelques dixièmes le soir, et descend à 37° le matin, et la malade commence à se plaindre de sueurs profuses qui la baignent depuis quelques jours.

On lui donne, le

24, XXX gouttes de teinture de sauge dans une potion.

25. La température est descendue ce matin à 36°,3 ; la malade se sent bien et dit avoir sué beaucoup moins.

26. La température est de 36",4, et la sudation est la même que la veille.

28. La température descend le soir à 37°,2 ; la malade dit n'avoir sué, que très peu l'avant-dernière nuit et n'avoir pas sué du tout la dernière nuit.

29. La malade ne sue plus du tout ni de nuit, ni de jour. L'état général est très bon, On suspend la teinture de sauge.

La malade est restée à l'hôpital jusqu'au 15 juillet ; les sueurs ne sont plus revenues et la convalescence allait à souhait.

Pendant l'emploi du médicament, la malade n'a jamais accusé aucun trouble fonctionnel, ni aucune sensation spéciale, pouvant être mise sur le compte de la teinture de sauge.

En résumant toutes les observations cliniques, nous voyons que la sauge n'a failli que très rarement, et que son emploi a atteint le but proposé dans l'immense majorité des cas. Chez plusieurs malades, l'action fut très rapide et complète le deuxième et même le premier jour du traitement.

Dans d'autres cas, les sueurs anormales diminuaient notablement déjà les premiers jours, au point de ne plus tourmenter les malades, mais ne disparaissaient complètement qu'après un usage répété et continué pendant plusieurs jours,

On a vu, chez un malade, les sueurs augmenter fortement en intensité durant la première nuit, diminuer ensuite et disparaître complètement, sans que la dose de la teinture ait été modifiée.

Dans certains cas, les sueurs anormales ne disparurent jamais entièrement, mais furent tellement diminuées qu'elles ne troublaient plus le repos de la nuit.

Une fois, les sueurs disparurent tout d'abord complètement à la suite de l'emploi de 60 gouttes par jour en 3 fois, mais elles réapparurent après une quinzaine de jours et ne cessèrent définitivement, que lorsqu'on eut diminué la dose à 3 fois X gouttes par jour.

Chez plusieurs malades, les sueurs, une fois arrêtées par l'emploi de la sauge, revenaient avec leur ancienne intensité, si on supprimait le traitement. Elles ne disparaissaient tout à fait, qu'après répétition soutenue du même traitement.

Dans certains cas, on a attendu, pour administrer la sauge, que la sudation fût bien établie, et on a pu voir les sueurs diminuer et disparaître enfin complètement 2 à 2 h 1/2 après absorption de la sauge.

Il est à noter que, si les sueurs ont pu quelquefois réapparaître dans un court délai de temps après la suppression de la sauge, cela ne s'est produit que parce qu'on avait cessé trop tôt le traitement.

Dans aucun cas, cela ne s'est présenté après usage prolongé jusqu'à 17 ou 54 jours par exemple, comme nous le prouvent les observations citées plus haut. La première de nos malades ne suait plus du tout six semaines après la suppression de la sauge, la seconde 15 mois après.

Parmi les malades dont nous mentionnons les observations, il

y en a qui avaient une fièvre assez forte ; jamais on n'avait remar-
qué que la sauge ait eu une action noscive quelconque.

En général, aucun des troubles qu'on pouvait mettre sur le compte de la sauge (bouffées de chaleur, sécheresse dans la gorge,
constipation) n'a été observé, même quand son usage dans les doses
indiquées a été très prolongé.

CONCLUSIONS

1° L'action antisudorale de la sauge est certaine. Les cas d'insuccès sont très rares, bien plus rares qu'avec les autres agents antisudoraux, tels que l'atropine, l'agaricine, la picrotoxine, etc.

2° Son action est rapide : environ 2 heures après l'ingestion, elle est manifeste ; elle se prolonge après la suppression du traitement depuis 8 jours jusqu'à 15 mois (délai de temps le plus long, pendant lequel une malade ait pu être suivie).

3° Son usage aux doses indiquées, même quand il a été très prolongé (56 jours) n'a jamais produit de malaise, ni de trouble de la santé.

INDEX BIBLIOGRAPHIQUE.

ALIBERT. — Nouveaux éléments de thérapeutique.

— Annales de Chimie. Tom. 4, pag. 180.

— Annales der Chimie und Pharmacie.

BAILLON. — Dictionnaire (Salvia gen. nº 16).

— Bulletin médical du Nord.

CHAUMETON. — Flore médicale. Tom. VI, pag. 101.

DÉCHAMBRE. — Dictionnaire.

DUJARDIN-BEAUMETZ. — Dictionnaire de thérapeutique.

GRENIER ET GODRON. — Flore de France. II.

GÜBLER. — Commentaires thérapeutiques, pag. 363. 2ᵉ édition. Paris, 1879.

GUIBOURT. — Drogues simples, 7ᵉ édition, pag. 473.

HUNAULD. — Discours sur les propriétés de la sauge, 1698.

HUSEMANN. — Handbuch der gesammten Arzneimittellehre. II. Auf. I. Bd II. Berlin 1883.

— Journal de Pharmacie.

KRAHN (Max). — Untersuchungen über den therapeutischen Werth der Salvia officinalis 1896.

MATTHIOLE. — Commentaires de la matière médicale, traduct. Aut. du Pinet, pag. 284, in-fº. Lyon 1542.

MATTIOLI. — Kräuterbuch. deutsche Ausgabe Von Joachin Camerarius. 2. Aufl. Frankfurta M. 1590.

MERAT ET DE LENS. — Dictionnaire universel de thérapeutique.

MITSCHERLICH. — Lehrbuch der Arzneimittellehre. Bd II. Aufl. Berlin 1849.

— Nouveaux éléments de thérapeutique. Tom. 2, pag. 126.

www.ingramcontent.com/pod-product-compliance
Lightning Source LLC
Chambersburg PA
CBHW071341200326
41520CB00013B/3059